LE GUIDE DES FLEURS DE BACH

par
JULIAN BARNARD

Traduction Française:
A. MASSOULIER, G. WOLF

Traduit de: A Guide to the Bach Flower Remedies – publié par The C. W. Daniel Co. Ltd., Saffron Walden, England.

Lère publication 1979

Réimpression: 1981, 1983, 1984, 1985, 1986,
1987, 1992

La photographie de l'Ajonc (Gorse), sur la couverture, a été prise par l'auteur.

ISBN 1 898245 01 0

Imprimé
ITXAROPENA, S.A.
Araba kalea, 45
20800 ZARAUTZ (Spain)

SOMMAIRE

Au nom du Dieu Unique, que le pouvoir de guérison soit donné à tous ceux qui cherchent à soulager la souffrance des autres.

INTRODUCTION

Que sont les Remèdes de Fleurs Bach? Une méthode de guérison simple et naturelle dans laquelle certaines fleurs sauvages sont utilisées. Une médecine qui tient compte des troubles de la personnalité du malade plutôt que des symptômes physiques de la maladie. Après plusieurs années de pratique médicale classique et homéopathique, le docteur Bach réalisa que le plus important dans la maladie n'était pas la diversité de ses manifestations physiques mais les états psychologiques qui avaient occasionné les troubles. Après de nombreuses années de recherche et d'expérience le docteur Bach put reconnaître ces états psychologiques et trouva pour chacun d'eux un remède approprié. Ces remèdes il les découvrit parmi les fleurs des champs et les arbres de la campagne – "un pouvoir de guérison offert par Dieu".

De tout temps l'homme a utilisé les herbes médicinales. Récemment encore les préparations pharmaceutiques étaient entièrement d'origine naturelle. Les Remèdes de Fleurs Guérisseuses, cependant, n'utilisent pas la plante directement à l'état où nous la trouvons dans la nature, ces remèdes sont l'Essence qui se trouve dans la fleur. Cette énergie guérisseuse est extraite avec un soin spécial et préservée sous forme de liquide. La substance subtile obtenue est utilisée pour traiter la cause de la maladie à un niveau subtil. Tandis que la plupart des médecines traitent l'expression physique de la maladie à l'aide d'une substance matérielle, les Remèdes de Fleurs Guérisseuses traitent l'origine psychologique de la maladie avec une énergie non visible.

Dans le domaine de ce qui est couramment appelé "médecine douce" il existe des formes de traitement qui sont plus ou moins en accord avec les découvertes de Bach. Il est important de souligner qu'aucune forme de guérison n'a le privilège d'être la meilleure ou la plus efficace, chacune d'elle a son avantage particulier. Il est clair cependant que les découvertes de Bach représentent une approche nouvelle de la médecine qui "traite le patient, pas la maladie"; que le patient souffre d'asthme ou de mycose, le déséquilibre qui conduit à la maladie peut être supprimé si nous pouvons en établir l'origine .

L'exemple suivant va démontrer comment la relation condition psychologique – maladie physique s'établit dans la pratique. Supposons que deux personnes ne se connaissant pas reçoivent un choc brutal. L'une d'elle est victime d'un accident de voiture, elle n'est pas blessée physiquement, mais profondément traumatisée. Les semaines suivantes elle souffre constamment de maux de tête et de nausées. La seconde personne est un banquier qui a un revers de fortune soudain . Lorsqu'il apprend cette nouvelle il a une attaque d'apoplexie d'où résulte une paralysie partielle du bras droit. Les traitements administrés à ces deux malades seraient normalement différents. Mais, si nous considérons les états psychologiques de ces deux personnes, il est évident qu'elles ont souffert toutes les deux d'un choc. Suivant la méthode de Bach nous commencerons par prescrire "Star of Bethlehem" (Dame d'onze heures), qui est le remède indiqué pour toute sorte de détresse soudaine, contrariété et accident. Lorsque l'état de choc sera neutralisé, la maladie dont il a été la cause disparaîtra.

De même manière, une personne qui souffre de jalousie ou d'anxiété, d'apitoiement sur elle-même ou de ressentiment peut exprimer son état psychologique par différentes maladies. La jalousie peut être la cause cachée d'un cancer ou d'une pleurésie, l'apitoiement sur soi-même peut s'exprimer par des problèmes de peau, de dos, ou par des migraines. Ce qui est important, c'est l'état psychologique, c'est lui qui doit être traité.

On pourrait argumenter que c'est un moyen simpliste d'aborder la maladie. Rappelons ce que Bach dit de son système: "C'est sa simplicité combinée à son puissant pouvoir de guérison qui est si merveilleux." Tout au long de ce guide nous essaierons de découvrir comment agissent les remèdes, mais dès à présent, une seule question se pose: "sont-ils efficaces?". La réponse est claire et nette: "oui".

Inévitablement, il y a des maladies que cette forme de médecine ne peut guérir et des circonstances pour lesquelles d'autres méthodes de traitement sont plus adaptées. Mais comme nous allons le voir, les Remèdes de Fleurs Guérisseuses peuvent être utilisés dans presque toutes les circonstances.

LES FLEURS GUÉRISSEUSES

Bien qu'il existe de multiples variations dans l'expression des maladies physiques, leurs causes psychologiques sont relativement peu nombreuses. Les Fleurs Guérisseuses s'adaptent à trente-huit états d'esprit, chacune d'elles correspondant à un état psychique qui provoque la maladie (vous trouverez une description de ces remèdes page 29 et suivantes).

Ces états psychiques sont classés en sept rubriques:

- Peur
- Doute
- Intérêt insuffisant aux circonstances présentes
- Solitude
- Hypersensibilité à l'influence et aux idées d'autrui
- Découragement et désespoir
- Excès d'attention au bien être des autres

Chaque catégorie couvre un large registre d'états mentaux et émotionnels. Considérons par exemple la première rubrique "Peur". Son registre s'étend de l'extrême terreur (Hélianthème) aux peurs particulières comme la peur de l'altitude, la peur de certains animaux (Mimulus) et à l'anxiété due à l'appréhension des désastres qui pourraient arriver aux autres (Marronnier rouge). Les remèdes prescrits pour le découragement et le désespoir correspondent à des états qui s'étendent du sentiment de manque de confiance en soi (Mélèze), à l'angoisse parfois appelée "la nuit noire de l'âme" (Châtaignier).

Bach fouilla la campagne à la recherche de ces plantes qui, il le savait intuitivement, apporteraient l'aide nécessaire à certains états psychologiques négatifs. La classification de ces états fut le résultat d'une observation attentive de la nature humaine et plus spécialement de l'observation des réactions des différentes personnes souffrant de maladies physiques ou étant sous l'effet d'un choc émotionnel ou se trouvant dans un état de grande tension mentale. Il y a deux types de remèdes, les uns sont reliés aux traits caractéristiques de la personnalité, les autres agissent sur les états psychiques transitoires. Ces derniers se rapportent à des attitudes qui ne sont pas essentielles au caractère de la personne mais qui sont fortement ancré dans son comportement. Ainsi, le remède "Ajonc" qui est pour le désespoir n'appartient pas au type de remèdes qui traitent les particularités de la personnalité bien que la psyché puisse être totalement envahie par le désespoir à un moment donné.

Considérons maintenant le remède "Églantine", il traite l'apathie, l'indifférence, le manque de volonté. Ce sont des états dans lesquels nous pouvons nous trouver bien qu'ils ne fassent pas partie des caractéristiques essentielles de notre nature. Observons le développement d'un être humain. Un enfant peut être constamment impatient, ou rêveur, mais il n'aura jamais une disposition innée au désespoir. Nous sommes nés pour l'espoir, c'est seulement plus tard, quand la malchance et les circonstances difficiles nous auront rendu dépressifs que nous deviendrons la proie du désespoir. C'est seulement quand l'enfant impatient est sans cesse frustré que la colère ou le ressentiment peuvent se développer.

C'est grâce à son intuition et aussi pour dix neuf

d'entre eux, à travers ses propres souffrances, que Bach découvrit les trente-huit remèdes. Bach était un homme très sensible. Lorsqu'il avait reconnu un état d'esprit qui nécessitait un traitement, il était capable de pressentir le remède approprié. Il souffrit lui-même, mentalement et physiquement, de la plupart des états d'esprit pour lesquels il trouva plus tard un antidote. Sa souffrance personnelle écourta sa vie; Bach mourut en 1936, âgé de cinquante ans. Ce fut la voie par laquelle il découvrit les remèdes dont il avait besoin.

Pour parler des remèdes nous les identifions aux noms des fleurs dont ils sont issus. En fait c'est l'énergie intérieure de la fleur qui contient le pouvoir de guérison et non la plante elle-même. Il y a deux méthodes d'extraction de cette énergie: la solarisation et l'ébullition; elles sont simples mais exigent un soin minutieux. Pour une solarisation: prendre un bol de verre (le verre doit être fin), le remplir d'eau de source puis cueillir les fleurs et les déposer sur l'eau pour en recouvrir la surface. Les fleurs doivent être parfaitement épanouies. Choisir pour faire ce travail une journée ensoleillée, lorsqu'il n'y a aucun nuage dans le ciel. Le bol est laissé au soleil pendant trois ou quatre heures, moins longtemps si les fleurs commencent à flétrir. Par un procédé d'alchimie naturelle, l'énergie qui se trouve dans la fleur est transmise à l'eau. Ôter les fleurs et mettre le liquide en bouteille avec un volume égal de cognac qui est un agent de conservation.

Certains remèdes comme "Bourgeon de Marronnier" et "Saule" ne peuvent être préparés par cette méthode. Ils sont préparés par la "méthode d'ébullition". Pour ces remèdes, les fleurs et un peu du rameau feuillu sont bouillis dans l'eau de source pendant trente minutes. Le liquide est ensuite filtré et conservé avec du cognac comme pour la "méthode solaire". Cet extrait de la plante est l'"Essence". Le Remède de Fleur

Guérisseuse est obtenu en mettant deux gouttes de cette essence dans une bouteille contenant trente millilitres de cognac. Pour faire la préparation qui sera donnée à celui qui en a besoin, deux gouttes sont prélevées d'une bouteille de remède et mises dans trente millilitres d'eau peu minéralisée non gazeuse (par exemple Volvic ou Mont Roucous) auxquels on ajoute une cuillerée à café de cognac pour assurer la conservation, le cas échéant.

Dans la plupart des cas une préparation se compose d'un à cinq remèdes pris ensembles: deux gouttes de chaque bouteille de Remède de Fleur Guérisseuse sont alors mises dans trente millilitres d'eau peu minéralisée non gazeuse.

De ce mélange la personne prend quatre gouttes quatre fois par jour aussi longtemps que cela est nécessaire, habituellement pendant une période de quelques semaines, quelquefois pendant deux mois.

Tous les remèdes peuvent être obtenus chez Fleurs Essences et Harmonie (cf. les coordonnées à la fin du présent ouvrage).

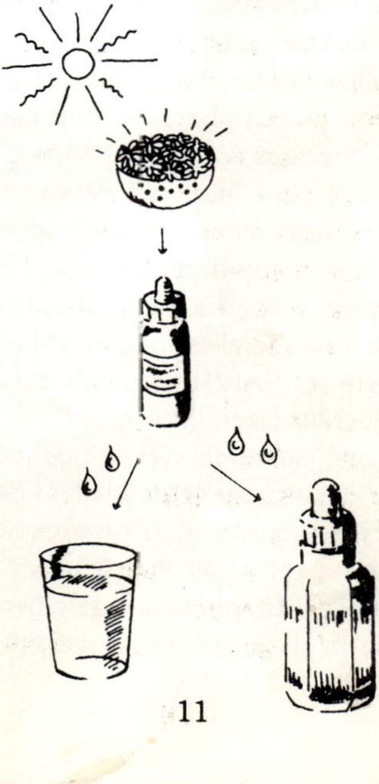

LE POUVOIR DE GUÉRISON DE LA NATURE

L'une des caractéristiques les plus frappantes de cette forme de guérison est qu'elle est entièrement inoffensive. Il n'en résulte aucun inconfort et elle est associée avec les plus purs et les plus beaux éléments de la nature. A part quelques exceptions (Vigne, Olive et Plumbago), toutes les plantes utilisées sont sauvages, elles poussent librement sans la moindre interférence de l'homme. Lors de ses premières recherches des remèdes, Bach ne tint pas compte des plantes vénéneuses, des plantes cultivées ou associées de près avec l'homme. son intérêt se porta uniquement sur celles qui poussent dans des conditions naturelles, où leurs puissantes propriétés guérisseuses sont arrivées à maturité sans être perturbées ni viciées. Nous pouvons déjà reconnaître là l'importance des éléments de vigueur et de pureté. Cela est apparent dès que l'on voit les remèdes: ils ont une aura d'une grande clarté. Les bouteilles de remède elles-mêmes ont une présentation simple et esthétique qui caractérise le travail du docteur Bach.

La médecine classique, qui de nos jours est très dépendante des drogues artificielles, fait ressortir un important contraste. Préparer un extrait chimique des propriétés guérisseuses des substances naturelles est une idée totalement opposée au travail de Bach. Il y a une perversité extraordinaire dans l'attitude de l'être humain quand il recherche délibérément des méthodes complexes de travail et ignore les vertus de ce qui est simple, naturel, "offert par Dieu". Ce n'est pas une coïncidence si les herbes médicinales sont traditionnellement appelées "simples".

Ce n'est pas le lieu, ici pour une polémique contre le manque de naturel de la vie moderne. Mais dans le contexte des Remèdes de Fleurs Guérisseuses, il est important de considérer la relation entre la maladie et le pouvoir de guérison de la nature. L'homme est un "enfant de l'Univers au même titre que les arbres et les étoiles" et pourtant il vit continuellement en conflit avec le monde naturel. La plupart des maladies dont nous sommes victimes à notre époque sont le résultat de ce conflit, en particulier les maladies nerveuses qui sont nombreuses chez les habitants des villes. L'irritation et la peur qui, dans leur sens le plus large, sont deux états fondamentaux de notre psyché, sont soulagés et guéris par le contact avec la nature. Pour vérifier cette affirmation, pensez seulement aux citadins oppressés qui prennent leurs vacances au bord de la mer. Irritation, tension, arrogance ou dépression ne peuvent être guéris avec de l'aspirine; celle-ci ne fait qu'endormir la réceptivité du système nerveux, tandis que la reconnaissance de notre véritable relation avec le monde peut rétablir l'harmonie dans nos vies et nous libérer de nos souffrances. Les Remèdes de Fleurs Guérisseuses qui contiennent l'énergie pure de la nature nous aident à créer une vie harmonieuse. Ils n'ont pas seulement pour effet d'apaiser la turbulence de nos personnalités. Grâce à l'action d'énergies spécifiques, ces remèdes nous aident à attaquer des problèmes spécifiques. La puissante énergie curative qui se trouve dans la nature n'a pas un effet suffisant pour contrebalancer la colère ou la cupidité de l'homme; si cette énergie était suffisante, nous serions en harmonie constante avec le monde. Mais en utilisant l'énergie potentisée sous forme de remèdes d'une certaine fleur dont les propriétés sont exactement en accord avec une certaine attitude émotionnelle, nous avons une concentration du pouvoir curatif de la nature qui peut contribuer à une transformation de nos vies: ainsi la haine peut devenir amour, le désespoir espérance, l'indifférent sera peut être en mesure de manifester de l'intérêt et celui qui est exténué pourra retrouver la force.

COMMENT AGISSENT LES FLEURS GUÉRISSEUSES?

Dans son livre "La Guérison par les Fleurs" Bach affirme qu'il est indispensable d'avoir connaissance de certaines vérités fondamentales si nous voulons comprendre ce qu'est la maladie:

1. L'homme a une Âme qui est son Vrai Moi. Le corps est le temple terrestre de l'Âme, il en est aussi son humble reflet. L'Âme est une étincelle immortelle de notre divinité; une manifestation du Dieu tout puissant. Elle est notre guide et notre protecteur, l'observateur qui nous conduit toujours vers notre plus grand avantage.

2. C'est à travers notre personnalité que nous agissons dans le monde. Notre vie sur terre a pour but de faire acquérir à notre personnalité expérience et connaissance. Nous pouvons progresser vers la perfection de notre nature si nous développons le bon et éliminons le mauvais qui existe en nous.

3. Notre rapide passage sur terre, que nous connaissons comme notre vie, n'est qu'un court moment de notre évolution.

4. Si notre Âme et notre personnalité sont en harmonie tout est joie, paix, bonheur et santé. C'est lorsque notre personnalité s'est éloignée du

sentier tracé par notre Âme en suivant des désirs matériels ou en se laissant influencer par d'autres que les conflits surgissent.

5. L'Unité est en toute chose . L'Unique Créateur, qui est Amour, nous montre sous d'innombrables façons que toutes les différentes expressions de sa création sont unies dans son Amour, qu'elles en sont une manifestation. L'imperfection d'une partie affecte le tout et chaque partie doit finalement atteindre la perfection dans l'Amour du Créateur.

6. La dissociation entre l'Âme et la personnalité et les méfaits qui vont à l'encontre de l'Unité sont les erreurs fondamentales qui provoquent conflit puis maladie.

Ces six points sont seulement un résumé des écrits de Bach au sujet de la relation entre l'homme, la création et le Créateur. Ce qu'il a lui-même écrit est un bref compte rendu des anciennes traditions de connaissance et de sagesse. Deux points nous concernent directement ici: d'abord, la maladie peut être positive en ce qu'elle peut nous faire découvrir l'objet du conflit dans lequel nous nous trouvons; et puisqu'une partie importante du procédé de guérison est le travail que nous devons faire sur nous-mêmes, le travail de développement de soi, c'est dans cet esprit que nous devons envisager l'action des Remèdes de Fleurs Guérisseuses.

Ces remèdes intervenant sur le monde subtil, il n'est pas surprenant que la pensée scientifique conventionnelle ne puisse être utilisée pour expliquer leur action. Si nous tentions une analyse chimique d'un remède, nous ne serions pas capables de détecter une substance physique qui serait l'agent de guérison. La raison en est que cet agent n'est pas une substance physique et que le meilleur moyen de le décrire est d'en parler en tant qu'énergie. Le docteur Bach pensait qu'il est essentiel de savoir que l'homme est un être composé de plusieurs niveaux ou corps. Le plus familier d'entre eux, le plus dense, est le corps physique. Il est animé et contrôlé par l'Âme qui agit à travers le corps psychologique. Nous connaissons le corps psychologique à travers les pensées, sentiments et émotions qui, ensemble, forment notre personnalité. L'énergie vitale que nous recevons d'un niveau élevé est "filtrée" à travers les composants de notre personnalité et influencée par l'état de la psyché avant de passer dans le corps physique. Ainsi, l'état psychologique produira une certaine qualité d'énergie qui sera reflétée par le corps physique. Observons par exemple, les froncements de sourcils que cause l'irritation. Si cet état psychologique persiste sur une période assez longue, les froncements de sourcils deviendront des rides marquant le visage d'une façon permanente. C'est ainsi que nous modelons notre propre expression.

Voici une comparaison qui pourra aider à clarifier cette idée. Lorsqu'une plante commence à pousser, son développement est parfait et régulier. Les plantes appartenant à une même espèce commencent à se développer de manière identique, mais progressivement, les conditions dans lesquelles la plante se trouve influenceront sa croissance et lui donneront ses caractéristiques individuelles. Un arbre exposé au vent d'Ouest venant de la mer sera courbé d'une manière particulière, un arbre qui pousse près d'un mur sera penché et déformé. Dans les deux cas, l'arbre est différent de "l'image parfaite" de l'espèce à laquelle il appartient.

Il en est de même pour les êtres humains; nos

états psychologiques influencent le corps physique et peuvent déformer ou entraver son développement et son activité. Un arbre ne peut se reformer, mais il est possible pour un homme de transformer son attitude physique en agissant sur son état psychologique. Si une personne, constamment sous l'emprise de la peur, réussit à se libérer de cette peur, cela aura un effet visible sur son corps physique. Les Remèdes de Fleurs Guérisseuses peuvent être l'instrument de ce changement. Chaque état psychologique, suivant la description de Bach, est emprunt d'une certaine qualité d'énergie. Cette énergie peut être imaginée comme un verre déformant à travers lequel la lumière venant de l'Âme est filtrée avant d'atteindre le corps physique. Les Remèdes de Fleurs Guérisseuses agissent sur l'énergie produite par l'état psychologique afin de créer un passage libre d'énergie purifiée entre l'Âme et le corps physique.

Un état psychologique peut également être représenté par des vagues qui ondulent avec des crêtes et des creux réguliers. Le remède antidote de cet état peut être représenté par une ondulation exactement opposée. De l'association de ces deux graphiques peut résulter un état équilibré et harmonieux. Nous pouvons utiliser une autre comparaison et imaginer l'état psychologique comme étant composé de couleurs. La psyché d'un individu apparaîtra alors comme une combinaison de différentes teintes qui entourent le corps comme une aura. Nous savons grâce à l'expression "il m'a fait voir rouge" comment la colère peut affecter cette aura. Nous parlons couramment d'une personne "rouge de colère" ou "verte d'envie". A chaque situation correspond un remède approprié: "Houx" pour la colère et l'envie (rouge et vert sont des couleurs complémentaires); "Hélianthème" pour la peur intense. Étant donné que l'énergie contenue dans les remèdes agit sur la psyché, les nuages gris de la peur seront dispersés par la radiante énergie solaire du courage et de la joie qui permet de voir toute chose dans sa réalité. Si les accès de colère sont autorisés à se reproduire sans être contrôlés, alors, non seulement toute la psyché sera sous l'emprise de la couleur rouge, mais progressivement une déformation permanente s'installera dans la circulation de l'énergie vitale. Il en résultera des souffrances physiques aussi considérables que si le corps avait été exposé à des radiations.

Il est important de souligner que les Remèdes de Fleurs Guérisseuses peuvent être utilisés avec beaucoup de succès de manière préventive afin d'équilibrer la psyché avant que la perturbation n'ait eu le temps de provoquer une maladie physique. Même une attitude négative passagère peut affaiblir le corps au point de le rendre accessible aux germes pathologiques constamment présents dans notre environnement C'est seulement lorsque les défenses naturelles de l'organisme sont affaiblies que les virus infectieux peuvent occasionner des maladies. Ainsi, quand nous sommes indécis (Gnavelle Annuelle) ou bien incapables de décider que faire de notre vie (Avoine Sauvage) nous sommes prédisposés à souffrir de l'ennui, qui affecte la plupart des gens de temps en temps.

Il est facile de comprendre qu'une affliction mineure sera guérie plus rapidement et plus facilement qu'une maladie profondément implantée dans l'organisme. Douleur, souffrance, maladie se développent comme une tumeur organique nourrie par l'état psychologique.

Prenons l'exemple du remède “Hêtre”. Il est indiqué pour les personnes méticuleuses, intolérantes, souvent insatisfaites, agacées par les habitudes et les manières des autres. Chaque fois que ces personnes critiquent, elles ajoutent une branche supplémentaire à l'arbre de leurs souffrances; chaque fois qu'elles ont une pensée négative, une autre feuille se développe; il en va ainsi jusqu'à ce que la souffrance devienne si aiguë qu'elles sont obligées de reconnaître leur attitude. La maladie les amènera alors à se poser la question "Pourquoi?".

Nous refusons souvent de voir le lien entre notre état psychologique et notre souffrance physique. Certains médicaments peuvent apporter un soulagement temporaire, mais, si la cause réelle de la maladie n'est pas reconnue et éliminée, les souffrances reviendront inévitablement. Les médicaments donnent l'apparence d'un retour rapide à la normalité alors que les causes de la maladie sont toujours aussi virulentes. Nous nous laissons tromper par un faux bien-être et ainsi nous perpétuons un état d'où résultera de plus graves conséquences.

Si nous avons conscience de la relation entre l'état psychologique et la maladie physique, nous pouvons avoir une action conjointe à celle des remèdes et accélérer le changement nécessaire à la guérison. Pourtant, la connaissance de soi n'est pas une condition indispensable à la réussite de la cure: les Remèdes de Fleurs Guérisseuses sont utilisés avec succès dans les traitements d'enfants, d'animaux et de plantes.

Nous avons dit au début de ce chapitre que la maladie est salutaire puisqu'elle indique le besoin de développement de soi et qu'elle dévoile un conflit intérieur. Les Remèdes de Fleurs Guérisseuses nous montrent la voie à suivre pour travailler sur nous-mêmes. Ils nous aident à surmonter les habitudes psychologiques que nous avons développées. Si nous voulons recouvrer la santé nous devons nous attendre à une transformation. Nombreux sont ceux d'entre nous qui refusent le changement. Nous finissons par aimer notre souffrance, et à nous complaire secrètement dans notre malheur (il existe un remède pour cet état). Parfois il s'agit d'un simple refus de reconnaître le déséquilibre psychologique, et nous insistons pour ne voir dans la maladie que son aspect purement physique, nous n'acceptons pas sa relation avec la personnalité: l'ego protège son domaine. Nous pouvons emmener un cheval près de la rivière mais nous ne pouvons pas l'obliger à boire. Et dans ce cas comme pour toute autre forme de traitement, il est nécessaire de prendre les remèdes si nous voulons améliorer nos attitudes et nos comportements.

QUAND DOIT-ON LES PRENDRE?

Bien que l'effet des Remèdes de Fleurs Guérisseuses soit entièrement bienfaisant, le cours de leur action est difficile à prévoir. Dans la plupart des cas la personne ne ressent pas un effet immédiat. Il y a parfois une sensation de soulagement et de bien-être, un relâchement de la tension qui permettent à la personne d'observer l'action du remède. Il peut arriver que la personne soit soudainement confrontée à la vraie nature de sa personnalité. Ce que l'individu ressent dépend en partie de son degré de sensibilité. Beaucoup de cas relatent une amélioration surprenante de la condition de la personne. Lorsque le traitement est administré à une personne hystérique ou inconsciente, nous pouvons nous attendre à une réaction immédiate tandis qu'un état chronique s'améliore lentement. Puisqu'il n'est pas possible de prévoir les résultats d'un traitement de manière systématique, nous ne prescrivons pas un traitement de sept jours comme c'est le cas avec les antibiotiques, mais nous nous basons entièrement sur les besoins de l'individu.

L'état dans lequel la personne se trouve au début du traitement est de grande importance. Il est également très important de suivre l'évolution de cet état: si la condition psychologique de l'individu se transforme il est nécessaire de changer de remède. A mesure que nous prenons conscience du conflit existant, il est possible que d'autres difficultés se dévoilent. Au début du traitement il est fréquent que l'amélioration soit évidente. Ce premier progrès est souvent suivi d'une régression; la personne se sent découragée et doute de sa guérison. A ce point il est clair que le remède "Gentiane" doit être ajouté au traitement. Gentiane est le remède pour le doute et le découragement, le manque de foi et de conviction. Ainsi, le nouvel état psychologique est pris en considération et peut être résolu. La souffrance de l'individu s'est développée organiquement, comme les branches d'un arbre, chaque fois que la personne a créé les conditions propices à ce développement. Le processus de guérison implique que chacune de ces branches soient traitées séparément. Il est parfois nécessaire de traverser de nombreux états psychologiques différents pour atteindre l'attitude psychologique qui est la source de la maladie. Au cours de cette recherche, différents remèdes seront utilisés. Ainsi nous atteindrons la racine du problème et éliminerons la cause du déséquilibre. Lorsque la tension et le déséquilibre psychologiques sont traités avec succès le corps physique recouvre naturellement la santé.

Il serait incorrect de suggérer que toutes les maladies peuvent être traitées avec succès. Certaines personnes ne peuvent être guéries quelles que soient les méthodes de guérison utilisées; cela peut être le cas lorsqu'un état pathologique est très profondément ancré ou bien lorsqu'un organe est endommagé de manière permanente. Il peut y avoir une raison d'importance primordiale qui empêche la guérison. Il se peut qu'au niveau spirituel la personne sache qu'il est juste que la maladie continue. Il y a aussi des malformations de naissance qui dépassent le champ d'action des Remèdes de Fleurs Guérisseuses.

Il est donc possible que l'attitude psychologique de la personne soit traitée sans que s'ensuive la guérison du corps physique. Peut-être sera-t-il nécessaire d'utiliser un traitement complémentaire aux Remèdes de Fleurs Guérisseuses tel que l'ostéopathie ou l'eutonie (méthode de Gerda Alexander). Il se peut aussi qu'une intervention chirurgicale soit absolument nécessaire; dans ce cas, les Remèdes de Fleurs Guérisseuses seront utiles pour traiter l'état de choc et d'angoisse. Dans toutes situations, les Remèdes de Fleurs Guérisseuses peuvent contribuer au traitement de l'individu, car peu de personnes ont un équilibre psychologique parfait.

La véritable guérison n'a pas pour simple but de guérir le corps physique, elle doit aider la personne à comprendre la signification de sa maladie à un moment donné de son existence. Cela revient à dire que les Remèdes de Fleurs Guérisseuses peuvent être un moyen qui permet de travailler le développement de soi. Bien que le développement de la personne ne fasse pas partie du champ médical classique, il a une part importante dans le processus de guérison. La maladie est traitée sans vraiment approfondir ce qu'est la santé. Nous avons déjà dit que la maladie physique est directement liée au déclin de la santé psychologique. Le fait qu'il ne soit pas possible de maintenir un état d'équilibre est une loi de l'existence. Ce qui ne progresse pas décline. Toute chose est engagée dans un processus de développement ou dans un processus qui va vers la mort. Notre psyché, elle aussi, est soumise à cette loi: si nous ne progressons pas dans le développement de notre personne nous risquons une détérioration de notre santé. Chacun de nous a la responsabilité, envers lui-même, de travailler à son état psychologique pour améliorer ses conditions de vie. Le docteur Bach emploie les expressions "perfectionnement de notre nature", "développement de nos vertus".

Les Remèdes de Fleurs Guérisseuses peuvent être utilisés directement comme thérapie psychologique, non seulement pour les personnes reconnues "malades mentales" mais pour tout individu. Je l'ai déjà dit, peu de gens ont un équilibre psychologique parfait. Nous pouvons utiliser les remèdes pour approfondir notre connaissance de nous mêmes. Nous devons en premier lieu accepter notre personnalité telle qu'elle est afin de découvrir ce que nous sommes. C'est une expérience difficile pour notre ego de se reconnaître obstiné, rigide, possessif, arrogant. D'autres personnes peuvent voir ces traits en nous, mais il est rare que nous ayons le courage de les reconnaître en nous-mêmes. Peut-être aurons-nous à prendre conscience d'émotions et de sentiments que nous avions refoulés, peut-être aurons nous à résoudre d'anciens conflits que nous avions jusque alors soigneusement évités? Prendre un remède peut nous rendre conscients de beaucoup de choses. Nous pouvons imaginer notre psyché comme une rivière sur laquelle flottent beaucoup de rondins, ceux-ci représentant les événements de chaque jour qui sont jetés dans l'eau de notre psyché. Normalement ils descendent le courant vers la scierie, ils sont les matériaux utiles qui forment notre expérience, qui structurent notre vie. Mais, un embouteillage de rondins peut se produire et, bien que la rivière poursuive son cours, nous ne pouvons utiliser les leçons qui se présentent à nous. Le remède approprié peut nous aider à débloquer les rondins et à rétablir le courant de notre psyché.

Lorsqu'une telle situation se produit, l'individu a l'opportunité de réaliser un travail important; un grand bénéfice peut en être le résultat même si cela crée instabilité et perturbation pour un certain temps. Au cours d'un traitement, "la crise de guérison" n'est pas quelque chose qui se produit automatiquement, il est possible que nous résolvions nos difficultés sans conflits, contrariétés ou peines. Il doit être clair que les troubles psychologiques ne sont pas un effet inévitable du traitement. Notre réaction sur le plan psychologique dépend de la raison pour laquelle nous prenons les remèdes. Si nous voulons travailler à notre développement personnel, le remède agira en accord avec nous et nous pourrons alors nous attendre à des difficultés d'ordre psychologique. Les Remèdes de Fleurs Guérisseuses ne sont pas l'équivalent de certains médicaments qui agissent en ayant une action directe sur le métabolisme psychologique, ils agissent en accord avec notre guide intérieur, notre Âme et, comme nous le dit Bach, toujours pour notre plus grand bien.

COMMENT CHOISIR CELLES QUI CONVIENNENT?

La plupart des systèmes de médecine requièrent une longue formation; l'étude de méthodes complexes est nécessaire pour faire un diagnostic et préconiser un traitement.

Une caractéristique importante des Remèdes de Fleurs Guérisseuses est la simplicité de leur utilisation. Lorsque l'essentiel du système a été compris la méthode de traitement et le choix se révèlent être extrêmement simples.

Il est donc possible de se soigner sans avoir besoin de recourir à un praticien professionnel. Souvenons nous que le premier livre de Bach s'intitule " Guéris toi toi même" ("Heal thyself"). Il est possible que la première fois, nous ayons besoin de consulter un praticien de la méthode de Bach, quelqu'un qui possède l'expérience, qui pourra nous expliquer le système et diagnostiquer notre état plus facilement que nous ne le ferions nous-mêmes. Mais dans la plupart des cas, la personne acquerra très vite sa propre série de remèdes, établira son traitement, et par la suite, peut-être même fournira-t-elle les remèdes à d'autres personnes. Le temps viendra peut-être où les Remèdes de Fleurs Guérisseuses feront partie intégrante de l'armoire à pharmacie.

La seule chose nécessaire pour proposer un traitement est la perception claire de l'état psychologique de la personne qui en a besoin; ce n'est pas une question de technique, c'est une question de bon sens. C'est notre propre expérience qui nous rend capables de reconnaître le remède approprié.

Il n'est pas indispensable d'être diplômé d'une université pour reconnaître la peur, la colère, le ressentiment ou le manque de confiance en soi. Ces sentiments sont facilement identifiables. Ainsi nous pouvons être certains qu'un adulte modérément conscient de ce qu'est la nature humaine pourra utiliser la méthode de Bach.

Cette méthode est établie avec un mécanisme de sécurité qui protège contre les erreurs, aucun dommage ne peut-être causé par un faux diagnostic, la seule conséquence qui en résultera est que nous ne pourrons guérir le problème psychologique. Avec l'expérience nous acquérons l'exactitude et l'exactitude activera le processus de guérison quelle que soit la méthode de traitement utilisée.

L'essentiel est que nous puissions d'abord reconnaître le remède correspondant à un certain type de personnalité et ensuite que nous reconnaissions les remèdes nécessaires pour soigner un état passager qui se présente à un moment donné. Avant d'envisager comment il est possible d'établir un état complet du profil psychologique d'une personne, nous allons brièvement décrire chacun des 38 remèdes et les états psychologiques qu'ils traitent.

"Les Douze Guérisseuses" et les Autres Remèdes

Bach appela les douze premiers remèdes qu'il découvrit "les Douze Guérisseuses". Plus tard il trouva 26 autres remèdes. Il y a donc 38 remèdes qui sont applicables soit à un type de personnalité soit à un état émotionnel passager dont souffre la personnalité. Des informations plus complètes peuvent être trouvées dans d'autres livres (voir à la fin de l'ouvrage) mais il devrait être possible de reconnaître les principales caractéristiques des remèdes en lisant la liste suivante. Les remèdes qui correspondent à un type de personnalité sont marqués d'un astérisque (*) mais n'oublions pas qu'il peut nous arriver de souffrir de l'un ou de l'autre des 38 états qui vont être décrits quel que soit notre type de personnalité.

Pour la peur

***Rock Rose (Hélianthème):**
Pour les urgences, les maladies ou les accidents soudains, pour toutes les grandes angoisses, terreur, panique, hystérie, pour l'horreur et la terreur des cauchemars. Ce remède est approprié quand nous n'espérons plus rien de la vie, lorsque nous avons dû lutter contre les forces du mal. Les symptômes peuvent inclure la paralysie, l'inconscience, les tremblements, une perte de contrôle. Le patient peut soudainement devenir sourd et muet, ressentir un froid glacial.

*** Mimulus (Mimule):**
Pour la peur des choses qui nous entourent: peur de certains animaux, peur de la hauteur, de la souffrance, des accidents, de l'eau, de

l'obscurité, de la maladie, de la mort, de la solitude, des autres; pour le trac ou toute autre peur d'origine connue mais souvent cachée. Les symptômes peuvent inclure le bégaiement, le rougissement, l'essoufflement, une sensibilité excessive au bruit, aux controverses et aux foules, prédisposition aux problèmes nerveux, timidité.

Cherry-Plum (Prunier Myrobolan):
Pour le désespoir, la peur de la folie, la perte de contrôle; pour une impulsivité incontrôlable, la dépression nerveuse, une tendance suicidaire, pour la peur obsessionnelle, les hallucinations. Les symptômes s'établissent généralement durant une longue période. Ils peuvent inclure: pâleur, regard fixe, agitation, parfois bavardage nerveux, interrogations, démence légère imminente. C'est comme une gangrène mentale très dangereuse pour le moi.

Aspen (Tremble):
Pour les peurs psychologiques d'origine inconnue, raisonnement confus et inexplicable, inquiétudes soudaines: pour la peur de puissances et de forces invisibles, la peur du sommeil à cause de ce qui peut l'accompagner, association avec la mort et la religion; personnes habituellement réservées.

Les symptômes peuvent inclure les maux de tête, la fatigue des yeux, une expression égarée, la transpiration, les tremblements, une soudaine perte de connaissance, sommeil agité, somnambulisme, fatigue et irritation.

Red Chestnut (Marronnier rouge):
Pour ceux qui trouvent très difficile de ne pas être anxieux pour les autres, qui s'attendent toujours à des ennuis, qui imaginent le pire.

Pour les personnes qui craignent qu'une simple récrimination de la part d'un autre causera de sérieuses difficultés, qui sont trop affectées par les problèmes du monde, qui projettent leur anxiété.

Pour le doute

*** Cerato (Plumbago):**
Pour les gens qui doutent de leur compétence, qui ont peu de volonté et n'ont pas le courage de leurs opinions. Ils manquent de confiance en eux, demandent souvent à être conseillés, ils ne se fient ni à leur propre intuition ni à leur jugement. Ils se laissent facilement détourner de leur but. Ils sont souvent insensés, instables, imitateur. Ils sont volubiles, posent beaucoup de questions. Enfants, ont souvent été rejetés par leurs semblables. Ils se conforment facilement aux idées des autres.

*** Scléranthus (Gnavelle):**
Pour les personnes qui ne peuvent prendre de décisions, qui ne peuvent choisir entre deux alternatives. Elles sont versatiles, indécises, instables.

Elles manquent de concentration, personnes sur qui on ne peut compter. Elles sont calmes, ne recherchent pas les conseils des autres, souffrent d'états extrêmes (joie/tristesse) et sont démontées par leur changement d'humeur. Elles se reconnaissent à leur manque de suite dans leurs conversations, hésitantes, agitées, sujettes à souffrir de vomissements au cours des voyages. Les symptômes disparaissent et réapparaissent.

*** Gentian (Gentiane):**
Pour ceux qui sont facilement découragés,

dépressifs, démoralisés; pour le doute, le désespoir, la mélancolie, le scepticisme et le désappointement. Pour la dépression provenant d'une cause connue: obstacle, délai, événements qui occasionnent un retard dans la progression d'un projet et provoquent la détresse, pour la négativité d'où découle un sentiment d'échec. Nous reconnaissons ces personnes à la tristesse et à la mélancolie qui émanent de leur présence.

Gorse (Ajonc):
Pour le désespoir, pour un profond sentiment d'incompétence, pour la dépression chronique, la résignation, le manque de volonté pour améliorer sa propre condition. Pour les personnes qui pensent que leur état ne peut être amélioré mais qui peuvent être persuadées de se soigner même si elles pensent que cela est inutile, elles ont besoin d'être stimulées. Ajonc guérit la volonté intérieure. Les symptômes peuvent se présenter comme des maladies qui semblent être incurables: maladies congénitales, échecs et déceptions répétées. Ce sont des personnes qui ont souvent les yeux cernés, l'air désespéré, et restent parfois assises, inertes, affligées au-delà des larmes; dans certains états graves le teint devient jaunâtre.

Hornbeam (Charme):
Pour un état transitoire de fatigue mentale ou physique, lorsque le manque d'énergie provoque une perte d'intérêt; épuisement, incapacité de faire face aux activités courantes. Le charme est recommandé pour les convalescents qui se sentent incapables de reprendre le travail bien qu'ils soient en bonne santé.

Les symptômes prédominants sont la fatigue, la lassitude, la tendance à rester au lit le matin, le manque d'énergie pour prendre en charge les problèmes quotidiens.

Wild Oat (Avoine Sauvage):
Pour l'incertitude concernant la vie professionnelle, pour les personnes qui ont des difficultés à se fixer un but, leur manque de clarté est un obstacle à la réalisation de leurs ambitions. Elles ont souvent du talent mais sont incapables de poursuivre l'activité ou la fonction qui correspond le mieux à leurs capacités. Les symptômes peuvent inclure le découragement, l'abattement, l'insatisfaction et le doute, les sentiments de frustration et d'ennui. Personnes qui se retrouvent souvent dans un environnement peu agréable.

Intérêt insuffisant aux circonstances présentes

*** Clematis (Clématite):**
Pour les rêveurs, les distraits, ceux qui manquent de concentration et de vitalité. Personnes tranquilles et silencieuses, portant peu d'intérêt à ce qui se passe autour d'elles. Elles sont absorbées dans leurs pensées, leurs fantasmes, ont l'air endormi, ont peu le sens de l'observation. Elles sont romantiques, imaginatives, peu réalistes. Les symptômes peuvent inclure: la somnolence, la constante envie de dormir, le sentiment de se laisser aller à la dérive, pâleur marquée, lenteur, sensibilité au bruit, faiblesse, indifférence. Personnes qui font peu d'efforts pour améliorer leur état, parfois même désirent mourir, souvent maladroites, laissent tomber les objets par faute d'attention, semblent être dans leurs pensées lorsqu'on leur parle, ont l'air négligeant, absent, inattentif.

Honeysuckle (Chèvrefeuille):
Pour la nostalgie, ceux qui ont le mal du pays, qui vivent avec leur passé: amours, bonheur, regrets, succès, échecs. Pour ceux qui vivent avec leurs souvenirs, qui essaient d'échapper au présent en entretenant des pensées romantiques qu'ils tirent de leur expérience passée.

Wild Rose (Églantine):
Pour la résignation, l'apathie, le fatalisme. Pour ceux qui sont toujours prêts à capituler, qui ne parviennent pas à faire un effort, qui laissent aller les choses à la dérive. Ils sont tristes, dépourvus d'intérêt et de vitalité, ont une voix endormante, se sentent épuisés, faibles, insignifiants.

Olive (Olivier):
Pour ceux qui souffrent d'une grande fatigue physique et mentale. Ils ont épuisé leurs ressources d'énergie et se retrouvent sans force. L'olivier est le remède qui convient après une longue maladie, après avoir veillé un malade pendant une longue période, après une épreuve personnelle (guerre, divorce, conflit), après un long surmenage ou une période de grande inquiétude, lorsqu'un effort surhumain a été accompli, lorsque nous sommes mentalement et physiquement affaiblis.

White Chestnut (Marronnier blanc):
Le marronnier blanc est le remède indiqué quand nous ne parvenons pas à contrôler notre dialogue intérieur, notre esprit ne parvient pas à trouver le repos. Nous sommes mentalement congestionnés par les soucis et le bavardage intérieur. Nos pensées circulent sans but et sans progrès, répétant sans cesse les mêmes arguments. La clarté d'esprit se trouve

obstruée par la répétition incessante du drame intérieur. Les symptômes peuvent inclure la fatigue, l'insomnie, la confusion, la dépression, le sentiment de culpabilité, la répétition d'un même sujet dans les conversations, le manque de calme, l'inquiétude nerveuse et de fréquents maux de tête.

Mustard (Moutarde):
Pour la mélancolie, la profonde tristesse, la dépression qui survient sans raison apparente, sans cause connue. Ces personnes sont habituellement sérieuses, elles pensent qu'elles souffrent d'une affliction provenant d'une mauvaise étoile . La dépression est profonde et ne peut être soulagée avant qu'elle disparaisse aussi soudainement qu'elle était venue. Toute joie et paix sont chassées pendant que dure la dépression.

Chestnut bud (Bourgeon de marronnier):
Pour ceux à qui l'expérience n'enseigne rien, qui recommencent inlassablement les mêmes erreurs. Peut-être sont-ils impatients, leurs pensées précèdent le moment présent, ce qui les empêche de comprendre une situation donnée. Ils ne peuvent baser leurs actions sur leurs expériences passées. Ils sont négligents, maladroits, lents à apprendre, inattentifs. Enfants, ils paraissent parfois attardés.

Pour la solitude

*** Water violet (Hottonie des marais):**
Pour ceux qui aiment être seuls. Ils sont distants, parfois fiers, tranquilles et réservés, introvertis, évitent les querelles, ne comptent que sur eux-mêmes. Ils sont très compétents, ils savent ce dont ils sont capables. Ils sont

indépendants, calmes et apaisants. Ils peuvent apparaître dédaigneux et condescendants. Ils sont tolérants et ne s'ingèrent jamais dans les affaires des autres, pas plus qu'ils ne tolèrent que les autres s'ingèrent dans les leurs. Il supportent leur peine et leur chagrin en silence.

Ils souffrent parfois d'une certaine rigidité et raideur physique; ils sont tendus car leur énergie est souvent bloquée.

*** Impatiens (Impatiente de l'Himalaya):**

Pour les gens impatients qui n'aiment pas les contraintes, qui préfèrent travailler seuls à leur propre rythme, ils aiment la rapidité en toute chose. Ils critiquent les défauts des autres, sont irritables, impulsifs, impétueux, actifs et intelligents bien qu'ils soient sujets à la tension nerveuse, au surmenage et aux accidents.

Les symptômes peuvent inclure: douleurs soudaines, crampes, douleurs dans le dos, le cou, les mâchoires, les mains, les épaules, indigestion. Les enfants peuvent être irritables et exigeants. Le corps est souvent penché en avant, ils aiment diriger. Ils sont en tête et agissent vite. Ils finissent les phrases de ceux qui pensent plus lentement qu'eux. Lorsqu'ils ont des accès de colère, ils retrouvent leur calme rapidement.

Heather (Bruyère):

Pour ceux qui ont une insatiable demande d'attention des autres, ils parlent beaucoup. Ils ne peuvent s'empêcher d'essayer d'expliquer leurs difficultés. Ils ne peuvent rester seuls. Ils sont craintifs, recherchent la sympathie, vivent aux dépens des autres. Ils sont centrés sur eux-mêmes et sont démesurément préoccupés par leur vie et leurs problèmes. Reconnaissables à leur constant bavardage, se tenant très près de vous, il est difficile de s'en éloigner, ne manifestent aucun intérêt pour les autres qu'ils n'ont pas envie d'écouter. Ils sont hypocondriaques afin d'attirer l'attention des autres.

Pour l'hypersensibilité aux idées des autres

*** Agrimony (Aigremoine)**

Pour celui qui semble gai, jovial, qui ne se plaint jamais mais qui cache ses soucis et sa torture mentale derrière un masque d'insouciance. Il est agité, recherche l'activité et l'excitation pour surmonter ses difficultés. Il utilise souvent les drogues et l'alcool pour s'oublier lui-même et pour oublier la monotonie et les souffrances de la vie. Il aime le calme, évite les arguments et les querelles, cache sa sensibilité mais se montre nerveux, impatient et irritable. Il n'admet ses problèmes qu'en plaisantant à leur sujet lorsqu'ils sont passés.

Centaury (Centaurée):

Pour les gens timides, calmes, aimables, doux, conventionnels. Ils aiment faire plaisir, ont peu de volonté. Ils sont dociles, se laissent facilement dominer. Lorsqu'ils aident les autres, ils se voient fréquemment attribuer les corvées. Ils se lient souvent à quelqu'un de forte personnalité qui les exploite: de telles situations sont dues à leur docilité et au fait qu'ils recherchent la force et la vitalité dans la personnalité des autres plutôt que dans la leur.

Les symptômes peuvent affecter les épaules, le dos, le visage est pâle, les yeux cernés. Ils peuvent aussi inclure accablement, tristesse et découragement.

Walnut (Noyer):

Pour ceux qui ont besoin de protection contre les influences extérieures quand le futur est incertain. Pour ceux qui ont besoin d'aide lors de changements importants dans leur existence: poussée des dents, puberté, changement d'école, de travail, de profession. Le Noyer est le remède approprié pour toute transformation fondamentale, mentale, émotionnelle ou physique. Le Noyer aide la rupture entre une situation ancienne et l'établissement d'un nouveau mode de vie. Il protège contre tout ce qui dérange nos habitudes quotidiennes. Il aide ceux qui sont attaqué par des forces subtiles, il aide à instaurer de nouvelles habitudes.

Holly (Houx):

Pour un grand nombre d'états négatifs: colère, jalousie, amertume, violence, mauvaise humeur, mépris, contrariétés, égoïsme, frustration; pour tous les états qui sont contraires à l'amour.

Pour les accablements et les désespoirs

Larch (Mélèze):

Pour ceux qui manquent de confiance en eux, qui s'attendent à un échec. Ils ne croient jamais à leur réussite et manquent de persévérance. Ils sont hésitants et ont tendance à tout remettre au lendemain. Ils abandonnent facilement un projet. Ils se sentent inférieurs.

Ils seraient capables de réussir s'ils persévéraient dans leur effort mais ils sont découragés par leur sentiment d'infériorité. Les symptômes peuvent inclure un état dépressif habituel qui est souvent associé à une infirmité.

Pine (Pin):

Pour le sentiment de culpabilité, pour ceux qui se font toujours des reproches, des critiques, qui se désapprouvent et se blâment. Ils assument fréquemment la responsabilité d'une situation dans laquelle ils ne sont pas concernés. Ils sont toujours insatisfaits d'eux-mêmes, scrupuleux, humbles à l'excès; ils s'excusent beaucoup. Leur effort constant pour s'améliorer peut aboutir à une grande fatigue et une dépression. Le remède Pin aide à alléger le sentiment de culpabilité.

Elm (Orme):

Pour ceux qui sont très compétents, qui acceptent souvent de grandes responsabilités mais qui parfois se sentent incapables de faire face à l'étendue de leur tâche. Ils se sentent alors submergés, hésitants, faiblissent et momentanément perdent confiance. C'est comme si temporairement leurs activités perdaient toute signification et cela leur cause inconfort et détresse.

Sweet Chestnut (Châtaignier):

Pour les époques de terrible angoisse et de désespoir, quand notre endurance a été poussée à son point le plus extrême, notre monde nous apparaît alors comme totalement déserté par la lumière et par l'amour. C'est un temps de destruction et de désintégration, de complète désolation pendant lequel nous sommes même incapables de prier: "la nuit noire de l'âme".

Star of Bethlehem (Dame d'onze heures):

Pour les chocs, la souffrance, la détresse, pour ceux qui ont besoin d'être réconfortés et consolés. Pour les chocs provoqués par de mauvaises nouvelles, un accident, une peur, également quand on l'a "échappé belle", pour des chocs passés. Neutralise tous les effets des chocs passés et présents, y compris le choc de la naissance.

Willow (Saule):

Pour ceux qui souffrent de la plus petite adversité avec amertume et ressentiment. Ils critiquent les autres et se sentent maltraités, égocentriques. Ils s'apitoient sans cesse sur eux-mêmes, se justifient, de mauvaise foi, boudeurs, ours, rancuniers, méprisants et constamment insatisfaits, manquent d'humour.

Symptômes possibles: froncent les sourcils, marmonnent, dégagent une atmosphère pesante, négative. C'est un individu difficile à qui rien ne plaît et qui ne veut pas reconnaître une amélioration.

Oak (Chêne):

Fort, digne de confiance, patient. Pour ceux qui sont responsables, crédibles et qui portent tout sur leurs épaules sans se plaindre. Ceux sont des travailleurs, persévérants, ne perdant jamais espoir, même quand les limites sont dépassées. Leurs perpétuels efforts et leur obstination peuvent les mener à l'épuisement. A cause de leur tendance à vouloir assumer plus qu'ils ne peuvent et ceci quelles que soient les difficultés, ils peuvent en arriver à s'écrouler, à "craquer", supportant difficilement les problèmes de santé, jusqu'à ce qu'ils limitent leurs activités. Malgré tout ils essaient toujours de faire quelque chose, aussi désespérée que soit la situation.

Crab Apple (Pommier sauvage):

Le grand purificateur. Pour ceux qui se sentent d'une manière ou d'une autre, impurs, contami-

nés. Souvent pour un mal insignifiant auquel ils accordent une grande importance, se sentant découragés et dégoûtés d'eux-mêmes. Cela convient pour les problèmes physiques et psychiques; partout où il y a quelque chose de repoussant. Ce remède ramène le juste sens des proportions.

Symptômes possibles: problèmes de peau, intoxication, blessure, habitudes malsaines, transpiration des pieds, dégoûté de tout contact physique (ex. allaitement).

Préoccupations excessives des autres

***Chicory (Chicorée):**
Pour les personnes qui peuvent être vraiment chaleureuses mais qui dans un état négatif, deviennent possessives, et que leur égoïsme, leur apitoiement, leur attendrissement sur elles-mêmes, rendent trop dépendantes des autres. Elles peuvent devenir critiques, tatillones, autoritaires; le mental et l'émotionnel sont intoxiqués. Elles cherchent à attirer l'attention, sont pleurnicheuses, se sentent brimées; elles n'aiment pas être seules et ont besoin d'avoir ceux qu'elles aiment auprès d'elles pour mieux surveiller et diriger leurs activités. Très reconnaissable: "la mère poule" étouffant ses enfants qui réclament de l'attention.

***Vervain (Verveine):**
Ce sont des personnes énergiques, enthousiastes, autoritaires, très stressées, argumentant, dirigeant, ferventes et fanatiques. Elles changent rarement d'opinion et insistent pour convaincre les autres. Elles ont une volonté de fer et à vouloir trop faire peuvent s'épuiser d'elles-mêmes.

Symptômes possibles: tensions physiques, crampes, maux de tête, tension oculaire, expression figée, suractivité, incapable de se détendre.

Vine (Vigne):

Ce sont des gens sûrs d'eux-mêmes, qui ont tendance à utiliser leur autorité pour prendre le pouvoir et dominer les autres. Ils peuvent être arrogants et ambitieux, autoritaires, exigeants, rigides, stricts, manquant de compréhension, violents, cruels, exigent l'obéissance. Ce sont des chefs qui bien que pouvant être de grande valeur dans les moments difficiles, tendent à être impitoyables pour atteindre leurs buts. Ils peuvent être des tyrans ou des dictateurs. Ils ont tendance à avoir la cage thoracique très développée, la taille est imposante. Ce sont des hypertendus: corps raide, dos douloureux; ils sont sujets à l'hypertension artérielle.

Beech (Hêtre):

Pour ceux qui critiquent, sont insatisfaits, intolérants et irritables, trouvant toujours des défauts, voyant uniquement le côté négatif des choses. Ils ne supportent pas les plus petits détails: les impairs, les manières et les insuffisances d'autrui, demandant exactitude, ordre et discipline. Ils sont arrogants et se plaignent des autres, mesquins, coléreux, ont un jugement sûr mais cynique, sans pitié, stricts avec les autres, tendus.

Physiquement, ont tendance aux infections touchant la cage thoracique haute, les mâchoires sont crispées, les bras et les mains sont raides.

Rock Water (Eau de Roche):
Personnes très strictes qui se répriment, nient leur être au nom de théories rigides dont ils sont persuadés qu'elles sont justes. Avides de perfection, puristes à l'excès, idéalistes ne se rendent pas compte de l'obsession qui les domine. Enclin au fanatisme et à l'orgueil spirituel, souhaitant être un brillant exemple pour les autres. Fétichisme alimentaire, obsédés par les diètes et les jeûnes, pureté d'existence, moralité irréprochable, même si cette autodiscipline très rigide amène la souffrance.

Découvrir le bon remède

Supposons que nous ayons à conseiller une patiente, Madame X. C'est une voisine qui souffre depuis des années de migraines et de rhumatismes. Elle se réveille tôt le matin et ses problèmes physiques l'empêchent de se remettre au lit. C'est une forte personnalité qui est toujours en train d'essayer de faire des actions sur le plan local, elle est constamment sur le pied de guerre: intervenant auprès du conseil municipal, pour que la rue soit balayée plus régulièrement, combattant l'ordre de démolition de la vieille église, essayant d'arrêter le passage des camions qui coupent au plus court en bas derrière chez elle et ainsi de suite. Chaque fois que vous la rencontrez, elle vous demande de signer une nouvelle pétition. Elle n'est réellement pas bien, mais cependant toujours en mouvement, organisant, s'agitant pour des choses qu'elle ressent comme justes et importantes. Madame X peut piquer de grosses colères lorsque ses campagnes n'ont pas de succès et être très amère si les villageois ne suivent pas sa cause. Alors, elle a la migraine.

Au lieu de renoncer simplement, elle remet ça, avec des efforts renouvelés, refusant la défaite.

En premier, nous devons essayer de

reconnaître le remède type correspondant à une telle personne. Il apparaît, très rapidement que: Vervain (Verveine) est le plus adéquat. Il apportera l'équilibre entre ses opinions tranchées, son énergie et son zèle quasiment fanatique pour les causes qui lui paraissent justes.

Holly (Houx) serait approprié pour la colère et si nous approfondissons, nous pouvons constater que d'autres remèdes s'imposent d'eux-mêmes; Willow (saule) pour le ressentiment et le sentiment d'échec lorsque ses campagnes ne sont pas couronnées de succès et le sentiment d'injustice dont elle souffre.

Beech (Hêtre): il pourrait être recommandé pour contrecarrer la tendance à ne voir que ce qu'il y a de mal dans sa vie et son intolérance pour la moindre imperfection de la société dans laquelle elle vit. Puisque c'est un cas imaginaire, nous avons seulement proposé de regarder le type de remèdes qui auraient été indiqués.

Madame X sera toujours une personne enthousiaste, mais avec quelques essences de Fleurs Guérisseuses, il est possible de transmuter son énergie dans une voie positive et créative, éliminant les effets négatifs qui ont causés ses souffrances physiques et l'aspect positif de sa personnalité se manifestera par plus de tolérance et une vue plus large des problèmes de l'existence, ce qui à long terme apportera plus de succès que la méthode en force utilisée précédemment par elle.

Nous pouvons nous rendre compte à travers un tel exemple que le choix des remèdes avec la pratique devient une évidence même. Il n'est pas nécessaire qu'une personne présente tous les aspects d'un remède particulier pour qu'il soit indiqué. Observons toujours la tendance générale. Souvent, c'est reconnaissable par une expression spécifique ou une attitude particulière, exagérée. Il est fréquemment possible d'être fixé juste en écoutant une personne parler d'elle-même.

Par exemple, l'exposé qui suit, pourrait indiquer clairement le remède approprié:

1 – "Je critique tout et tout le monde. En ce moment, je ne vois rien de bon en personne."

2 – "Maintenant, il est impossible ! Il faut toujours faire ce qu'il veut. Il a toujours raison. Il faut céder, il est tellement sévère et dur avec les enfants, qu'ils en ont peur."

3 – "Je me sens inutile sur terre, épuisé, faible. Rien ne m'intéresse."

4 – J'ai presque toujours un sentiment d'insécurité."

5 – "Il n'y a rien à faire, j'ai déjà essayé tellement de choses."

6 – "Mentalement, elle est toujours en pénitence, s'infligeant une règle de fer."

7 – "Elle ne m'a pas vue quand nous nous sommes croisées dans la rue. Elle est toujours dans ses pensées."

8 – "Je ne peux pas me concentrer sur ce que je fais. J'ai toujours toutes sortes d'idées qui m'envahissent."

9 – "Je fais sans arrêt la même erreur."

10 – "J'ai demandé l'avis de tellement de gens avant d'agir et cela n'a jamais été satisfaisant."

Dans l'ordre, ces manifestations auraient indiqué les remèdes suivants:

1: Beech (Hêtre)	6: Rock Water (Eau de roche)
2: Vine (Vigne)	7: Clematis (Clématite)
3: Olive (Olive)	8: White Chestnut (Marronnier blanc)
4: Mimulus (Mimule)	9: Chestnut Bud (bourgeon de marronnier)
5: Gorse (Ajonc)	10: Cerato (Plumbago)

N'importe quelle attitude exprimée de cette

façon peut être utilisée pour sélectionner le remède qui convient.

Observer la personne (ou nous-mêmes) dans le cadre du travail peut-être une aide intéressante pour découvrir son attitude (et la nôtre).

Trouvez-vous qu'il est difficile de prendre une décision? Si vous demandez sans arrêt conseil - Cerato (Plumbago) est indiqué-

Si vous ne pouvez pas avoir l'esprit de décision: Scléranthus (Gnavelle). Vous ne savez pas quelle voie suivre: Wild-Oat (Avoine Sauvage).

Puis encore,

Comment vous sentez-vous lorsque vous travaillez en groupe?

Avez vous tendance à:

Être timide, craintif: Mimulus (Mimule)

Préférer travailler seul: Water violet (Hottonie des marais)

Trouver les autres trop lents: Impatiens (Impatiente)

Dominer toujours le groupe: Vigne (Vigne)

Être soumis à son maître: Centaury (Centaurée)

Adorer les groupes car il y a toujours quelqu'un avec qui parler: Heather (Bruyère).

...la liste n'est pas exhaustive.

Souvent, le physique vous donnera une indication. Peut-être une personne sera simplement rêveuse et il sera facile de reconnaître l'état de Clematis (Clématite).

Par exemple, quelquefois nous pouvons deviner un type "Impatiens" (Impatiente) mais nous devons vérifier que c'est exact.

Posez des questions sur la façon d'aborder le travail: s'il est exécuté lentement, à la perfection, il est peu probable que ce soit un état "Impatiens" (Impatiente).

S'il est fait plutôt à la hâte, pressé d'en finir, nous sommes sur la bonne voie.

Puis continuez à chercher en observant la façon

de marcher (rapide, tendu, toujours bien de face) et puis, peut-être, la façon de réagir à la critique. Chaque réponse vous apportera une vue plus précise de la personne concernée.

Ainsi en travaillant avec les Remèdes, nous acquerrons de l'expérience et un fond de connaissance se développe. Mais mis à part le fait de connaître la nature spécifique de chaque remède, nous pouvons aussi déduire des différentes circonstances de vie qui sont évoquées par la personne, des indications vraisemblables sur son état d'esprit ou un état émotionnel particulier, et cela pourra être également une aide s'ajoutant à d'autres indications qui permettront de trouver le remède concerné.

Nous avons indiqué l'utilisation de Gentian (Gentiane) pour surmonter une rechute passagère lors d'une maladie. De la même manière, Centaury (Centaurée) est souvent une aide pour les personnes âgées qui ont renoncé face aux difficultés.

Honeysuckle (Chèvrefeuille) est aussi intéressant auprès des personnes âgées, spécialement lorsqu'elles subissent une perte, un deuil, cela aide. Quand nous trouvons qu'il est difficile de supporter l'éloignement d'une personne chère. C'est une aide en toute circonstance quand on est à la croisée des chemins.

Les mamans trop anxieuses ont besoin de Red Chestnut (Marronnier rouge) il aide aussi ceux qui travaillent dans les hôpitaux ou dans des situations lorsque des difficultés subjectives peuvent les amener à être excessivement préoccupés pour les autres.

White Chestnut (Marronnier blanc) peut être associé avec Red Chestnut (Marronnier rouge) quand nous ne pouvons réfréner des pensées qui nous harcèlent.

Mimulus (Mimule) peut être pris lorsque nous

savons que nous avons une épreuve à subir qui nous rend anxieux; c'est une aide pour les personnes âgées qui ont peur de la mort.

Rock rose (Hélianthème) apporte une aide à ceux qui doivent livrer bataille, il leur apporte courage et force d'âme, leur permettant de s'oublier eux-mêmes. A prendre avant d'aller chez le dentiste; cela peut aussi donner du courage.

Cherry-Plum (Prunier), Gorse (Ajonc) et Sweet Chestnut (Châtaignier) sont les trois remèdes de base, lors de dépression et désespoir. Nous pouvons en être atteint à n'importe quel âge, mais il est bon de se rappeler que l'état de Cherry-Plum (Prunier) affecte quelquefois les jeunes, "la grande détresse de l'adolescence en dépression".

Cherry-Plum est aussi recommandé comme traitement des perturbations dues aux drogues. Cela peut être judicieux de le combiner avec Clematis (Clématite) quand le patient à proprement parler "plane". Clematis se donne pour toutes sortes de syncope, évanouissement, coma, symptômes précédents et faisant suite à un étourdissement.

La dépression n'est pas facile à cerner par l'approche du raisonnement, de par sa nature, elle est souvent irrationnelle; ici les Remèdes de Fleurs Guérisseuses sont particulièrement efficaces.

Mustard (Moutarde) et Gentian (Gentiane) sont généralement recommandés. Gentian lorsqu'on connaît l'origine. Mustard quand la cause est inconnue.

Il est important de comprendre que l'on peut aider une personne soit en encourageant ses forces, soit en renforçant ses points faibles.

Rappelez-vous que chaque remède a un aspect positif aussi bien qu'un aspect négatif et que c'est en développant le côté positif qu'une personne réalise sa véritable nature. Nous devons toujours travailler avec compassion et compréhension, utilisant le pouvoir de l'Amour, celui qui vient du coeur et non pas de l'esprit.

C'est par cette voie que nous percevons l'approche juste qui permet d'aider chaque personne.

Par exemple avec un comportement Agrimony (Aigremoine) il est préférable de le convaincre par la gentillesse et une écoute attentionnée.

Avec une attitude Aspen (Tremble) il est bon de l'orienter vers des activités liées à la terre à travers un contact physique par le jardinage, la poterie, faire son pain.

De telles idées ne doivent pas être proposées avec force mais par d'agréables suggestions.

Pour une attitude Olive (Olivier) le sommeil est un grand guérisseur.

Quand Sweet Chestnut (Châtaignier) est indiqué, le grand air, le soleil, le contact avec la nature le sont également.

La liste pourrait continuer ainsi, mais c'est suffisant pour indiquer la relation étroite qu'il y a entre les différents remèdes et les différentes façons de travailler que chacun doit observer.

Quelquefois il est difficile de faire un diagnostic. Soit que nous pensions avoir besoin de tous les remèdes, soit qu'aucun d'entre eux n'apparaisse clairement. Parfois, il peut arriver que le traitement atteigne une impasse et qu'il n'y ait pas d'améliorations au-delà. Dans de telles circonstances nous avons trois remèdes qui agissent comme des catalyseurs: leur travail est de clarifier la situation, permettant ainsi de reconnaître les véritables tendances.

Ces catalyseurs sont Holly (Houx), Wild Oat (Avoine Sauvage) Star of Bethlehem (Dame d'Onze heures).

Holly est recommandé pour les personnes de type actif et Wild Oat pour les personnes passives. Star of Bethlehem est utilisé pour neutraliser les chocs de tout ordre, à quelque niveau que ce soit, même si cela s'est passé depuis des années et même si on n'en a pas le souvenir conscient. Ce choc peut être le blocage d'origine qui, tout comme la bûche ou même le tronc d'arbre, empêche l'eau de la rivière de s'écouler tranquillement.

Pour les plantes et les animaux, le diagnostic est sensiblement le même que pour les personnes. Observons simplement l'état psychologique, c'est-à-dire à quoi ressemble la plante ou l'animal. Un chien peut être de type Heather (Bruyère) toujours agaçant, aboyant pour vous raconter ses problèmes, ou cela peut être un chien Chicory (Chicorée) voulant toujours avoir le dessus et réclamant beaucoup d'attention. Les chats sont souvent Water Violet (Hottonie des marais) et quand ils sont nerveux ils ont besoin de Mimulus (Mimule).

C'est la même chose avec les plantes: quelques unes d'entre elles nécessitent Scleranthus (Gnavelle) elles n'arrivent pas à se décider. Hornbeam (Charme) donne de bons résultats sur les plantes affaiblies et tombantes. Lorsqu'elles sont attaquées par les pucerons ou risquent de se décomposer Crab Apple (Pommier sauvage) nettoie l'infection et Agrimony (Aigremoine) les délivre de la torture qu'elles ne peuvent exprimer. Comme toutes les choses vivantes, elles souffrent de chocs, de peurs, de découragement et de désespoir.

Quelques compositions de remèdes de fleurs:

Un composé spécial de remèdes est reconnu comme étant très utile pour les graines et les semis. On le connaît par ses initiales HOV:

(Hornbeam – Olive-Vine). Vine (Vigne) est destiné à briser la cosse dure de la graine, Hornbeam (Charme) apporte la force et encourage les efforts pour le développement et Olive (Olivier) surmonte l'épuisement produit par la germination rapide et la croissance. Mettre une ou deux gouttes de chaques remèdes dans le broc quand vous arrosez.

Les combinaisons de remèdes sont utiles en d'autres circonstances.

Un groupe de cinq remèdes peut être recommandé à ceux qui passent des examens: il s'agit de Gentian (Gentiane), Elm (Orme), Clematis (Clématite), Larch (Mélèze) et White Chestnut (Marronnier blanc).

Gentian pour le doute et le découragement. Elm (Orme) pour une perte de confiance momentanée. Clematis (Clématite) pour l'état rêveur qui peut se produire. Larch (Mélèze) pour le sentiment d'insuffisance et d'échec. White Chestnut (Marronnier blanc) aide à la concentration. Un tel remède apporte un esprit positif, réaliste pour réussir et il est peu probable, après l'avoir absorbé qu'on éprouve de l'anxiété et de la crainte, comme généralement les examens en génèrent. La combinaison de remèdes la plus importante fut celle que Bach appela le "Rescue Remedy " (Remède de Secours). Il contient Cherry-Plum (Prunier) pour la perte de contrôle de soi-même, Clematis (Clématite) pour l'inconscience, Impatiens (Impatiente) pour le stress, Rock Rose (Hélianthème) pour les frayeurs et Star of Bethlehem (Dame de onze heures) pour les chocs.

Le Rescue Remedy (Remède de Secours) est tout aussi utile dans les situations majeures que dans les circonstances mineures, voila pourquoi il est recommandé de l'avoir à portée de main en toute circonstance. On l'emploie lorsqu'un accident survient, lorsque vous recevez de mauvaises nouvelles, quand vous ressentez du désespoir et même si vous avez simplement mal à la tête, il est très bénéfique. Un nombre incalculable de cas pourraient être cités à propos de l'utilisation du Remède de Secours pour surmonter toute sorte de situations. Il existe également en crème et peut être appliqué lors de contusions, lors de différents problèmes de peau et d'inflammations. La première fois que le Docteur Bach utilisa ce composé, ce fut pour venir en aide à deux hommes qui se trouvaient à bord d'un bateau naufragé, au large de Cromer, pendant une tempête. Ce n'est qu'après plusieurs heures, que le bateau de sauvetage parvint jusqu'à eux. Ils avaient survécus en s'attachant avec des cordes au mât du bateau. L'un d'eux était inconscient quand ils atteignirent la grève: bleu, froid, épuisé. Comme ils arrivaient vers le bord, Bach courut dans l'eau à leur rencontre et humecta les lèvres de l'homme avec du Rescue Remedy. L'homme reprit rapidement connaissance, s'assit et demanda une cigarette. Une autre histoire raconte comment une cuisinière renversa une bassine de friture et se brûla la main. Elle tournait en rond dans sa cuisine dans un état de choc et de souffrance, le Remède de Secours fût administré (en gouttes et en lotion, les deux en même temps). Elle redevint calme immédiatement, et trois heures après, elle ne souffrait plus. Aucune cloque n'était apparue, et elle n'avait même pas la moindre marque sur la main. Un médecin fit état de l'utilisation du Remède de Secours sur un homme d'âge moyen qui avait une tension artérielle très basse après une attaque cardiaque, il était sous goutte à goutte et son état était très critique.

Le Remède de Secours fut ajouté dans le goutte à goutte, la santé du patient s'améliora dès le lendemain et il n'eut jamais de rechute.

Ce composé floral est également connu et disponible sous les noms de: Remède aux cinq Fleurs, Remède d'Urgence et il existe aussi sous forme de crème .

Perceptions extrasensorielles:

Certaines personnes ont l'aptitude à déterminer le remède adéquat pour quelqu'un au moyen de différentes techniques extrasensorielles. Lorsque le procédé est parfaitement maîtrisé, naturellement, c'est une méthode efficace. Toutefois, on doit souligner que la compétence du praticien est cruciale. Il est extrêmement important que le diagnostic soit juste et à moins que l'exactitude soit confirmée et puisse être validée par les résultats du traitement, cette méthode de diagnostic risque de provoquer une complication qui n'est pas souhaitable. Nous devons alors nous poser la question: Pourquoi choisirions-nous de travailler les yeux bandés, alors qu'il est si facile d'y voir clair?

Ceci étant dit, il peut être intéressant de voir comment les perceptions extrasensorielles sont utilisées et quand, particulièrement, elles peuvent apporter leur concours. La sensibilité du thérapeute varie. Certaines personnes ont la faculté, simplement en se souvenant d'une personne et en passant un doigt sur la liste des remèdes ou sur l'ensemble des bouteilles de détecter quels remèdes sont indiqués. Quelquefois c'est un savoir spontané. Quelquefois une sensation de picotements, un brusque courant électrique dans les doigts et même soudainement le hoquet.

Certains préfèrent utiliser le pendule. Après avoir choisi une convention pour "oui" et pour "non", ils peuvent trouver le bon remède.

Quelquefois un témoin est nécessaire, une photo du patient ou encore une mèche de cheveux ou quelque chose de semblable. Si le patient est présent, il est possible en lui tenant une main et en touchant tour à tour chaque remède de l'autre main, d'obtenir la réponse et de savoir ainsi ce dont il a besoin.

A première vue, ces méthodes pourraient être rapides et efficaces. Si nous avons réellement la capacité à détecter avec exactitude, nous pouvons de cette manière découvrir un aspect qui pourrait être difficile à diagnostiquer par une voie plus conventionnelle. Si nous sommes embarrassés pour trouver le bon remède, on pourrait trouver commode d'utiliser le pendule, mais à la longue, on sent qu'une connaissance parfaite des remèdes est ce qu'il y a de plus important. Il est alors possible de faire appel à toutes les ressources humaines pour aider une personne et non pas se contenter de lui tendre le remède désigné par le pendule, en espérant qu'il fera l'affaire. Dans la plupart des cas, il est nécessaire d'expliquer à la personne pourquoi tel remède est choisi afin qu'elle comprenne son problème et s'applique à le résoudre. Si nous connaissons suffisamment les remèdes pour être capables de faire cela, normalement, nous n'avons alors pas besoin d'avoir recours aux perceptions extrasensorielles.

Certains radiesthésistes se servent des Remèdes de Fleurs Guérisseuses de la façon suivante: ils utilisent leurs principes en transmettant la "vibration" du remède spécifique au patient. Cela n'inclut pas la prise orale du remède, mais cependant, le patient reçoit les mêmes effets que s'il l'avait ingéré.

La vibration guérisseuse est accueillie directement par les corps subtils. Lors de telles techniques, le flacon ou le nom du remède est mis en affinité avec le témoin, peut-être au moyen d'un schéma de guérison spécifique. Certains guérisseurs ont la faculté de projeter vers leur patient, les propriétés du remède sans aucun support, ni objet. Notons que de telles procédures s'éloignent bien au-delà de la portée des pratiques habituelles.

Si dans des circonstances imprévues, il se trouve que nous ayons le remède sur nous, tant mieux; mais si ce n'est pas le cas, en vérité, nous pouvons solliciter leur aide en nous concentrant mentalement sur leurs propriétés spécifiques de guérison.

Si nous sommes capable de comprendre la subtilité de la nature avec laquelle les remèdes floraux agissent, cela ne devrait pas nous être étranger de pouvoir travailler de cette manière. Tout comme il y a un pouvoir de guérison dans les essences florales, il y a aussi un pouvoir de guérison dans la pensée.

APPRENDRE À FAIRE UN DIAGNOSTIC

Mais laissons de côté les méthodes de perception extrasensorielle impondérables, et voyons de plus près de quelle façon nous pouvons effectivement apprendre à faire un diagnostic à partir des remèdes eux-mêmes.

La première fois que nous sommes seuls, face à face avec les 38 remèdes, nous pensons qu'il y a un énorme travail à fournir pour assimiler leur connaissance. En fait, un peu d'attention et d'observation, rendent le sujet clair et facile.

Les remèdes représentent ce qui peut être décrit comme archétypes de personnalités du genre humain. Alors, avec un peu de sens de l'observation, nous pouvons reconnaître rapidement des personnes et des situations qui correspondent à un ou à plusieurs remèdes. C'est une méthode extrêmement simple et pratique pour ceux qui désirent étudier.

Voyons le tempérament des personnages de nos contes de fées. Beaucoup d'entre eux sont typiques de certains remèdes. Par exemple, Cendrillon est "Centaury" (Centaurée): elle reste à la maison, dominée par l'ensemble de sa famille, trop faible et sans volonté pour se révolter. En dépit de toutes ses souffrances, elle n'a jamais de ressentiment. Elle n'a donc pas besoin de "Willow" (Saule). Ses soeurs et sa belle mère auraient bien besoin d'une dose de "Vine"

(Vigne) et de "Holly" (Houx) pour leur attitude tyrannique et cruelle en tant que "chefs de corvée", "Holly" aurait pu les aider à surmonter leur humiliation lorsque Cendrillon épousa son Prince Charmant.

La Belle au Bois Dormant a un impérieux besoin de "Clematis" (Clématite). On pourrait aussi supposer que Blanche-Neige, rejetée du château par sa belle-mère, abandonnée de l'amour de son père, se retrouvant seule dans la forêt, aurait bien besoin de quelques gouttes de "Star of Bethlehem" (Dame d'Onze Heure).

Regarder des tempéraments et des personnages moins romantiques nous aidera et nous permettra de nous exercer à déterminer les Remèdes Types: nous pouvons pratiquer en prescrivant des remèdes aux différents personnages de nos feuilletons favoris, ainsi qu'aux personnages des grands classiques: l'avare Harpagon et sa cassette ont sûrement besoin de Chicory pour l'avidité et l'égoïsme pervers qu'il exprime. Un autre personnage de feuilleton télé qui a perdu son jeune fils et qui ne se plaint jamais mais qui boit énormément aura besoin d'Agrimony. La dame qui lui court après pendant qu'il fait ses courses dans le supermarché pour lui raconter ses histoires de vie et qui ne le laisse pas partir a besoin de Heather. Et cet autre personnage de film qui en voyant le bonheur radieux d'un couple de jeunes mariés à la sortie de l'église par un superbe jour de soleil déclare: "Oh, leur bonheur va pas durer, et puis... il va bientôt pleuvoir! celui là mérite d'avoir Gentian pour son pessimisme. Les exemples abondent et Shakespeare et Dickens pourraient nous occuper pendant des semaines avec des prescriptions théoriques.

Dans "Hamlet" il faudrait faire appel à une série de remèdes. Le remède spécifique pour Hamlet lui-même est "Scleranthus" (Gnavelle

Annuelle) pour son indécision ("Être ou ne pas être, voilà la question...") puis il aurait besoin de "Mustard"(Moutarde) pour sa profonde mélancolie et "Cherry Plum" (Prunus) pour ses pensées suicidaires et sa démence naissante. "Aspen" (Tremble) et "Walnut" (Noyer) auraient pu l'aider lorsqu'il s'est trouvé face au fantôme de son père. D'autres tempéraments héroïques peuvent être analysés de façon semblable. Travailler de cette manière peut être amusant. La meilleure approche pratique est de vous entraîner à observer et à analyser vos propres états psychologiques. Faites un retour en arrière dans votre vie, il est facile de vous rendre compte lorsqu'une tendance psychologique vous dominait. Quand vous étiez enfant, étiez-vous irritable? impatient? manquant de confiance en vous? essayant toujours d'être gai? joyeux mais cachant vos soucis? super-actif ou bien nonchalant et rêveur?

Dans chaque cas de figure, il y avait un remède reconnaissable et indiqué. Puis, rappelez-vous ces périodes de crises et notez les répercutions à la fois sur le physique et l'émotionnel. Peut-être y a-t-il un éloignement momentané avec votre milieu familial, un déménagement, la perte d'un parent, des accidents, des blessures, des offenses. Chaque situation raconterait sa propre histoire en terme de remèdes indiquant ceux qui auraient été appropriés. Probablement, nous pouvons reconnaître l'état causal entre l'état psychologique et les maladies qui s'y rattachent. Peut-être un amour de jeunesse a-t-il mal tourné? Nous étions si amèrement déçu que peu de temps après, nous avions de la fièvre et des ganglions. Peut-être s'est-on cassé une jambe en jouant au football et ensuite n'avons nous plus jamais eu suffisamment confiance en nous pour rejouer. C'est justement à ce moment-là que nous avons commencé à avoir de l'asthme. Cela peut être intéressant dans une telle situation de négocier ce choc encore latent en prenant aujourd'hui "Star of Bethlehem" (Dame d'Onze Heure). Un cas dont le comportement est typique, c'est celui d'un homme de 30 ans qui souffre encore d'un traumatisme causé par un risque de noyade à l'âge de 3 ans. D'autre part, il se peut qu'on se souvienne d'autres événements d'un passé plus reculé. Vous souvenez vous d'une période ou vous étiez très occupé, hyperactif et ne pouvant vous arrêter? Puis la période qui a suivi vous a trouvé découragé et déprimé et tout semblait aller de travers: puis a suivi une période de désespoir où tout vous paraissait dépourvu de sens, (il y a un même un cas bien connu où un homme dans un telle détresse a perdu tous ses cheveux). Cependant, avant d'en arriver là, il est toujours possible d'arrêter ce processus négatif. Nous constatons aussi qu'il y eu des périodes de grand bonheur, lorsque totalement absorbé par la réalisation d'une tâche féconde, la vie était plaisante et joyeuse. Étions-nous alors malade? Certainement pas. Ayant ainsi étudié notre propre vie de cette manière et trouvé quels remèdes auraient été indiqués ou le sont encore, nous aurons, de cette manière beaucoup appris. Et nous pourrons d'autant mieux tourner alors notre attention vers notre famille et vers nos amis. Aucun doute que vous ayiez déjà trouvé le remède qui correspond à quelqu'un de votre connaissance.

Une fois qu'on a su reconnaître la propriété essentielle d'un remède type, on saura le repérer à nouveau très facilement. C'est comme apprendre un mot nouveau qui nous donne l'impression soudaine de l'avoir tout le temps utilisé, bien qu'on ne l'ait jamais remarqué auparavant.

C'est reconnaître l'une des principales caractéristiques d'un certain type d'individus dont nous avons le modèle de référence. Une telle façon de procéder n'aura pas autant de subtilités que la réalité nous en propose, mais pourra nous servir de points de repères. Si l'on peut reconnaître un remède type de cette manière, alors il pourra être relativement facile de voir à quel état passager il est associé. Ainsi un type "Vervain" (Verveine) souffrant d'un état "Gentian" (Gentiane) est totalement différent d'un type "Water Violet" (Hottonie des Marais) souffrant d'un état Gentiane (Gentiane). La Verveine peut souffrir d'une dépression "avec énergie", très extériorisée (elle pourra donner un coup de pied au chat) tandis que l'Hottonie des Marais (Water Violet) se fera encore plus rare que d'habitude. Aussi apprendre à faire un diagnostic implique de s'entraîner réellement à étudier la nature humaine. Il est frappant de constater qu'une personne ayant de la maturité et de l'expérience, mais étant peu informée sur les remèdes, peut néanmoins faire un diagnostic juste et rapide. Pour de telles personnes, les descriptions sont des expressions formulées de ce qui leur est déjà connu. Ceux d'entre nous qui ont encore beaucoup à apprendre découvriront que travailler avec les Remèdes apporte une compréhension humble et profonde du genre humain qui peut être mise au service d'autrui. Et tandis que nous nous ouvrons à cette connaissance, nous sentons que notre devoir est de nous appliquer à aider notre prochain.

Préparation des remèdes

Ayant sélectionné les remèdes nécessaires, nous allons donc les préparer. Une petite bouteille propre avec un bouchon qui visse, de préférence avec un compte-gouttes sera utilisée (20 à 30 ml est la meilleure contenance – on peut en trouver en pharmacie). Remplir au trois-quarts avec de l'eau fraîche (il est souhaitable d'utiliser de l'eau de source, bien que cela ne soit pas indispensable), puis finir de la remplir avec une petite cuillère de Brandy. Le brandy est le conservateur. Il permet au remède de garder sa clarté. Il est intéressant de remarquer que Bach a choisi d'utiliser le brandy qui est en rapport avec deux de ses remèdes: c'est le fruit de la "Vigne" (Vine) et il vieillit en fût de "Chêne" (Oak). Ensuite, on sélectionne les remèdes nécessaires et on met deux gouttes de chacun dans la bouteille compte-gouttes. Agiter doucement la bouteille afin que le mélange soit bien dynamisé. Et vous allez pouvoir vous en servir. Mais prenons encore un moment avant de le faire et pensons que:

Ce fût le privilège du Docteur Bach de découvrir les Fleurs Guérisseuses et comme nous l'avons vu elles expriment totalement sa vision de la vie, à savoir que l'homme doit reconnaître son origine Divine et que son individu est bien plus que le corps physique qu'il habite. Que nous sommes la création d'un Dieu Unique et que nous devons entreprendre de vivre, d'aimer et d'apprendre dans ce monde, comme des enfants issus de l'Unité. Que toute guérison vient de la Grâce du Tout-Puissant; et nous devons prier pour que l'esprit de Force et d'Amour agisse au coeur des Remèdes afin de guérir ceux qui ont besoin d'aide, de sorte que si c'est Sa Volonté, nous puissions tous vivre plus parfaitement pour accomplir Son propos.

Disons donc une courte prière avant que le remède passe dans les mains de celui qui en a besoin puis, comme Bach l'écrivait lui-même:

"Il n'y a rien de plus à dire, car un esprit ouvert saura tout cela, et puisse-t-il y avoir suffisamment d'esprits ouverts, sans préjugés scientifiques, pour utiliser ces Dons de Dieu au soulagement et au bienfait de leurs prochains."

BIBLIOGRAPHIE

Edward Bach: *La Guérison par les Fleurs* (Courrier du Livre)

Nora Weeks: *Les Découvertes Médicales d'Edward Bach, Médecin* (L'Or du Temps)

Philip Chancellor: *Le Manuel des Fleurs Guérisseuses* (Courrier du Livre)

Wheeler/Jones: *Le Répertoire des Humeurs et Le Dictionnaire des Fleurs de Bach* (Ulmus Ltd)

Julian et Martine Barnard: *Les Élixirs Floraux du Dr Bach* (Le Souffle D'Or)

Mechtild Scheffer: *Les 38 quintessences florales du Dr Bach* (Médicis)

Iona Salomon: *Fleurs et Santé* (Le Souffle d'Or)

Iona Salomon: *Médecine Douce pour Animaux* (Yva Peyret)

Tout ce qui concerne les Fleurs Guérisseuses du Dr Bach, l'information, la documentation, les conseils, les produits et les livres se trouve

en Angleterre chez:
HEALING HERBS
P.O. BOX 65
HEREFORD HR2 0UW

et en France chez:
Fleurs Essences et Harmonie
75bis avenue Wagram
75017 Paris
Tél 48 88 95 05
Fax 48 88 07 37

CORRESPONDANCES ANGLAIS/FRANÇAIS DES NOMS DES REMÈDES DE FLEURS

Agrimony	= Aigremoine
Aspen	= Tremble
Beech	= Hêtre
Centaury	= Centaurée
Cerato	= Plumbago
Cherry Plum	= Prunus
Chestnut Bud	= Bourgeons de Marronier
Chicory	= Chicorée
Clematis	= Clematite
Crab Apple	= Pommier Sauvage
Elm	= Orme
Gentian	= Gentiane
Gorse	= Ajonc
Heather	= Bruyere
Holly	= Houx
Honeysuckle	= Chèvrefeuille
Hornbeam	= Charme
Impatiens	= Impatiente
Larch	= Mélèze
Mimulus	= Mimule
Mustard	= Moutarde
Oak	= Chêne
Olive	= Olivier
Pine	= Pin
Red Chestnut	= Marronier Rouge
Rock Rose	= Hélianthème
Rock Water	= Eau de Roche
Scleranthus	= Gnavelle
Star of Bethlehem	= Dame d'Onze Heures
Sweet Chestnut	= Châtaignier
Vervain	= Verveine
Vine	= Vigne
Walnut	= Noyer
Water Violet	= Hottonie des Marais
White Chestnut	= Marronier Blanc
Wild Oat	= Avoine Sauvage
Wild Rose	= Eglantine
Willow	= Saule
Rescue Remedy	= Remède de Secours